DETOX

EMAGRECIMENTO NATURAL

SABRINA VIEIRA BORGES

www.LivroSobreSaude.com.br

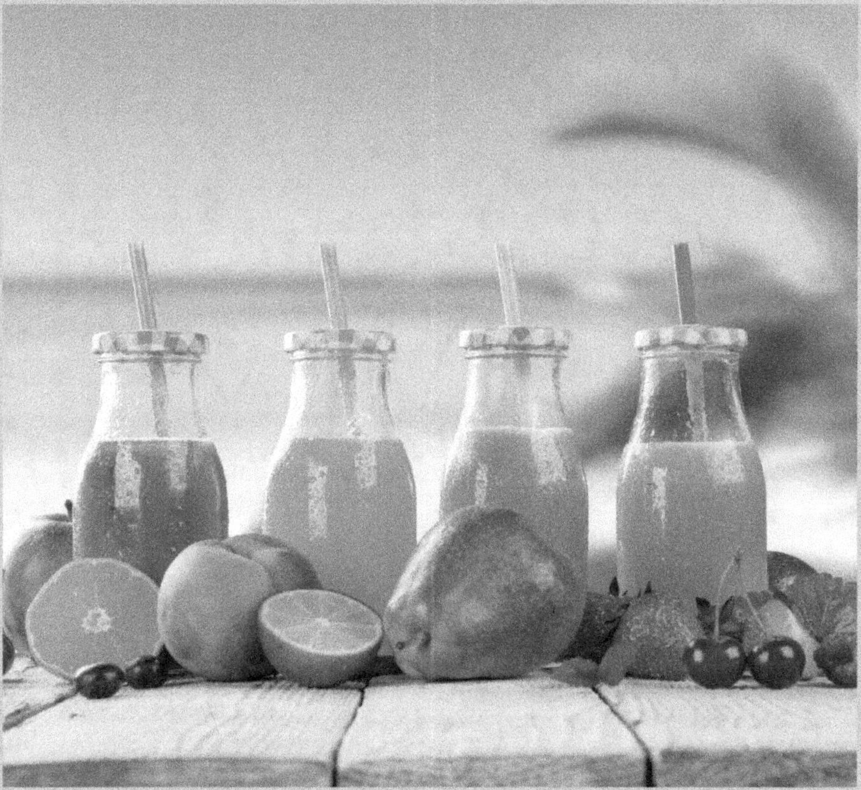

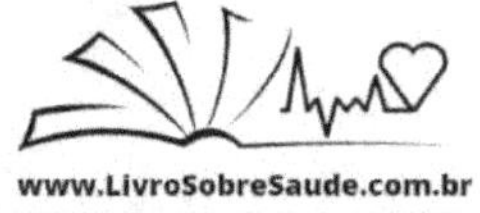

DETOX

EMAGRECIMENTO

NATURAL

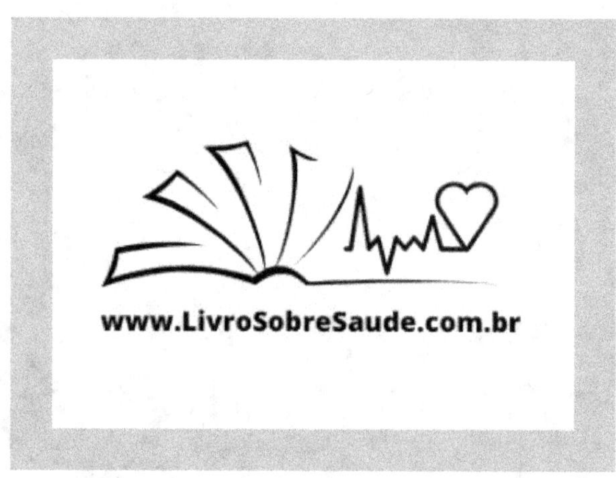

www.livrosobresaude.com.br

1. PREFÁCIO

Fui gentilmente convidada a escrever este prefácio por ser amiga da Autora e grande admiradora de seus trabalhos como fisioterapeuta, professora de Pilates e grande incentivadora dos hábitos de vida saudável. E uma coisa eu posso lhes garantir, leitores: Sabrina Vieira Borges é sinônimo de saúde. Desde que a conheço observo sua alimentação impecável e seu jeito leve de levar a vida. Sabrina é aquele tipo de pessoa que abre um sorriso largo com facilidade e naturalidade quando algo lhe agrada os olhos ou ouvidos. É paciente, extremamente dedicada, atenta a cada particularidade de seus pacientes. Ela toca a sua vida e sua alma. Quem a conhece sabe do que falo.

É certamente uma das pessoas mais batalhadoras que já conheci. Venceu profissionalmente e pessoalmente, enfrentando com louvor algumas das mais árduas batalhas que o Universo pôde lhe impor. E, mesmo assim, seguiu em frente com positividade e a certeza de que cada pedra em seu caminho foi um verdadeiro aprendizado. Em sua nova carreira de escritora, a certeza do sucesso é um fato, pois já é fruto de mais estudo, dedicação e perseverança. Este livro traz o tema DETOX como escopo e dá dicas de como livrar nossos organismos dos produtos nocivos e inflamatórios que acabamos consumindo diariamente, que podem nos afetar tanto física, quanto mentalmente.

Através da leitura você verá como é fácil e prazeroso ingerir produtos saudáveis que nos auxiliam a deixar de lado a fadiga, a preguiça, a indigestão, a insônia, pois nosso organismo estará livre para produzir apenas aquilo que efetivamente o favorece e nutre. A desintoxicação é um processo de cura, que exige paciência e dedicação, mas se feito da maneira correta, especialmente aliada à prática de exercícios físicos, traz resultados incríveis. Convido a todos a alcançarem um grande aprendizado através da leitura desta obra e iniciarem seus processos de limpeza, que certamente trarão mais leveza e prazer em suas vidas.

Ana Paula koerich

SUMÁRIO

INTRODUÇÃO

Desintoxicar seu corpo de produtos químicos nocivos e anos de toxinas acumuladas é imperativo para um corpo saudável feliz. O corpo humano possui um processo de desintoxicação integrado, mas hoje em dia raramente é suficiente.

Entre os produtos químicos e alimentos processados que ingerimos diariamente para os poluentes que crescem constantemente ao nosso redor, nossos corpos, geralmente não são capazes de acompanhar. Esse backup pode causar problemas graves com nossos saúde, mente e corpo.

Quando estamos cheios de toxinas não naturais, nosso corpo continua aliado tentando combatê-los. Estamos em um modo de cura constante, que pode levar a corpos lentos e exaustivos. Essas toxinas também podem afetar nossa saúde mental.

Exercícios e dietas naturais demonstraram ajudar a reduzir os sintomas de ansiedade e depressão. Limpar os resíduos tóxicos de nossos corpos aumenta esse efeito, dando a nossos corpos a capacidade de promover produzir os produtos químicos necessários para uma saúde mental positiva e saudável.

Desintoxicantes são essenciais, mas também precisam ser alcançados através de e meios saudáveis. Somos todos únicos e o caminho a seguir desintoxicação é pessoal para você.

Verifique com seu médico antes de passar por qualquer programa de desintoxicação e siga as orientações definidas pelo seu médico e o plano que você escolhe seguir.

No relatório a seguir, discutiremos algumas dicas e estratégias úteis que você pode seguir para tirar o máximo proveito de sua desintoxicação.

2. CRIAR UM PLANO

A fase de preparação é tão importante quanto a limpeza. Se você já vive um estilo de vida saudável, fazer uma limpeza será muito mais fácil para você. Se você não é, tudo bem. Todos nós temos que começar de algum lugar, e isso será uma excelente oportunidade para você começar seu regime de alimentação saudável.

Você deseja iniciar o processo de limpeza dias antes de iniciar a desintoxicação. Começando cerca de três dias antes, comece a comer luz.

Escolha alimentos altamente digeríveis e altamente nutritivos, como sopas, folhas verdes, vegetais cozidos no vapor, vegetais crus.

Ao fazer isso, você está permitindo que seu corpo facilite a limpeza.

Você não precisa comer peru frio em alimentos processados, mas é uma boa ideia para começar a aliviá-los. Comece ingerindo mais grãos integrais, vegetais frescos e frutas frescas.

Substitua uma refeição por dia para começar, depois duas, até que você não deseje mais aqueles alimentos com carga química.

Você pode começar a fazer isso muito antes sua desintoxicação, se você acredita que isso ajudará o processo a ficar mais suave.

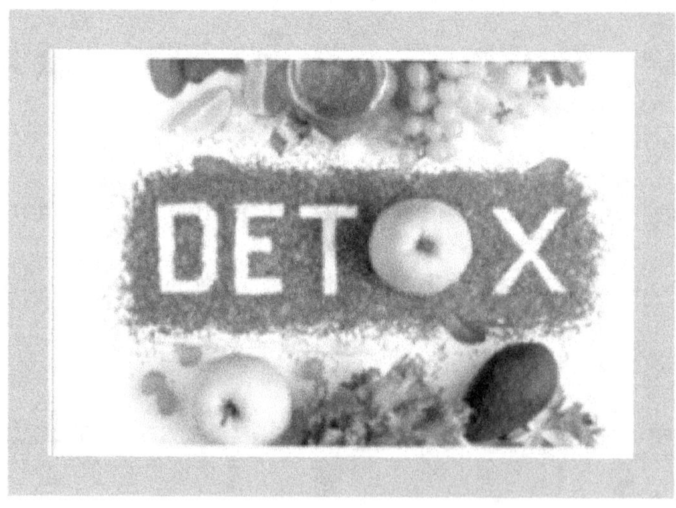

3. OITO DICAS ESPECÍFICAS PARA AJUDÁ-LO

1. Comece todos os dias com um copo de água morna. Você também pode espremer um pouco de suco de limão para ajudar a aumentar o seu metabolismo. Esta água em temperatura ambiente ajudará a regular o seu aparelho digestivo e prepará-lo para o dia a dia.

2. Beba água, muita água. Substitua os refrigerantes e bebidas açucaradas com grandes copos de água. Se você quer algo um pouco diferente, você pode incorporar chás naturais em sua rotina.

3. Com fome? Tente beber sopas leves ou caldos. Estes carregam uma quantidade credível de valor nutricional e ajuda a manter seu corpo hidratado. Eles também ajudam a encher você entre as refeições.

4. Evite sal de mesa. O sal de mesa não tem absolutamente nenhum valor nutricional e é tóxico para o seu corpo. Em vez disso, use sal marinho, sal rosa ou até alga marinha para temperar.

5. Tome um café da manhã saudável. Depois de ter bebido isso temperatura ambiente água com limão, agite. Incluir frondoso vegetais verdes e sucos naturais.

6. Reduza a quantidade de carne vermelha que você está ingerindo. Processado carnes também são ruins para o seu corpo, então tente evitar salsichas ou qualquer coisa curada.

7. Reduza o pão e o macarrão, mas aumente seus grãos integrais e grãos sem glúten, como a quinoa!

8. Evite os fritos e assados. Eu sei ... parece tão difícil! Mas existem muitas alternativas saudáveis e deliciosas. Mais importante, ouça seu corpo. Você ficará surpreso como, após desintoxicar seu corpo de todos esses produtos químicos refinados.

Seu corpo ficará mais saudável, menos cansado e o seu cérebro começará a processar esta rotina de hábitos. Se você começar a comer dessa maneira antes da desintoxicação, você pode apenas continuar depois.

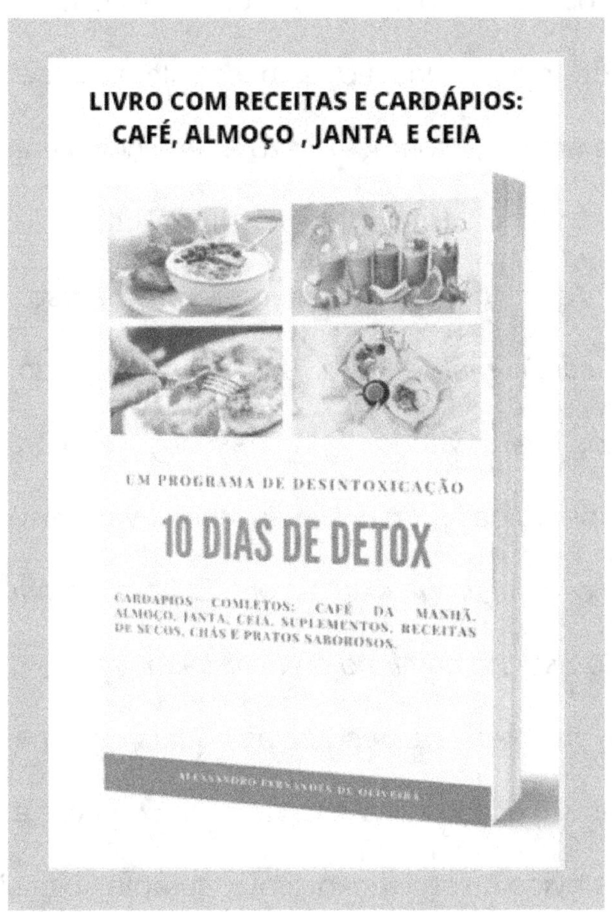

4. PACIÊNCIA É A CHAVE

Não se deixe enganar, desintoxica e limpa, não faz imediatamente você se sentir fantástico. Você passará pelo período inicial de desintoxicação e possivelmente se sinta ainda pior do que antes de começar. Isso é uma coisa natural.

O doutor Mark Hyman, da EcoWatch, coloca perfeitamente: "Você *pode não querer ouvir isso, mas inicialmente se sentir mal é uma boa coisa. Quando você elimina alimentos inflamatórios processados e parar de alimentar lixo e produtos químicos, seu corpo vai através da abstinência, como com drogas ou álcool. É bom porque isso significa que você está no caminho de ficar saudável!"*

Uma das maiores razões pelas quais as pessoas abandonam a desintoxicação antes mesmo de começar a curar seus corpos, é devido à sensação lenta durante o início da desintoxicação.

Mas há coisas que você pode fazer para combater isso.

1. Conforme mencionado no capítulo anterior, utilize os dias de preparação levando a sua limpeza. Facilite seu corpo a aceitar aqueles alimentos saudáveis e permita que ele comece a limpar você dos resíduos toxinas.

2. Desintoxicação de açúcares refinados e os carboidratos podem rapidamente provocar desejos incrivelmente intensos. Ao invés de desistir e ceder, tente comer gorduras saudáveis para saciar o seu corpo.

Coisas como nozes, sementes, peixe gordo e abacate são ótimos recheios.

Sua mente ainda pode lhe dizer de forma diferente, mas você será mais capaz para combater isso se seu corpo estiver cheio de alimentos saudáveis.

3. Novamente, beba muita água. A água ajuda o corpo a se livrar daquelas toxinas.

4. Faça exercício e alongamento, que abordaremos mais adiante neste relatório, também ajudará na liberação de toxinas e no alívio de dores musculares.

5. Se você tiver constipação reeduque seu organismo, beba muita água, metas de ingestão de grãos integrais como linhaça. Coloque na sua salada, na sua vitamina ou cozinhe com ele.

6. O citrato de magnésio ajuda na liberação de toxinas, estresse, dor e pode ajudá-lo a dormir. Os médicos recomendam cerca de 400 mg, mas você pode demorar mais para ajudar constipação. Sempre verifique com o seu médico se estiver a tomar outros medicamentos.

7. O sono é crítico. A desintoxicação natural do corpo ocorre durante dormir. Não dormir o suficiente interrompe esse processo. E se você luta para dormir 8 horas, tente adicionar cochilos durante todo o dia.

8. Assista sem açúcar no sangue. Você não quer esperar até estar tão com fome, você tem pouco controle sobre seus desejos. Tente comer alto lanche à base de proteínas a cada três ou quatro horas.

Peixes, leguminosas e amêndoas são ótimas cargas. Lembre-se de que, seja por exaustão, mudança de humor ou esses sintomas passarão e geralmente após duas a três dias. Então, espere aí, porque em breve você começará a se sentir tão muito.

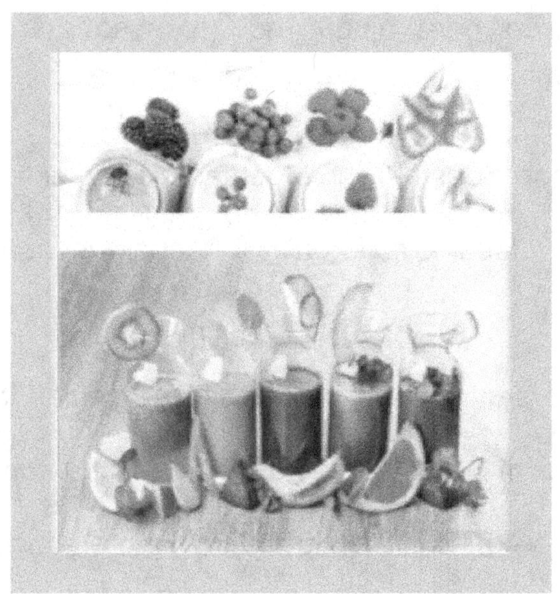

5. SUPLEMENTOS NATURAIS DE DESINTOXICAÇÃO

Quando seu corpo está lutando contra a desintoxicação, às vezes é bom dar uma ajudinha. Suplementos naturais são saudáveis e pode ser tomado mesmo após o término da sua desintoxicação para ajudar no processo de desintoxicação natural.

A maioria destes suplementos pode ser encontrada em sua farmácia local loja ou online. Apenas verifique se eles são naturais.

Como sempre, se você estiver tomando medicação, verifique com seu médico antes de tomar qualquer suplemento. Alguns suplementos, mesmo embora natural, pode interagir com a medicação.

SCHISANDRA

A baga de Schisandra tem sido usada por milhares de anos em Medicina Tradicional Chinesa. Os benefícios da baga são vastos, mas é mais conhecido como um reforço para o fígado.

Schisandra está cheio de antioxidantes e ajuda a impulsionar o processo de desintoxicação proteger as células dos danos causados pelos radicais livres e ajuda a afastar doenças.

Ele pode ser tomado em um comprimido, cápsula, extrato seco em água, ou mesmo como um chá.

MAGNÉSIO

Sobrecargas tóxicas no organismo podem causar constipação.

O magnésio pode ajudar porque ajuda no relaxamento da músculos dentro do trato digestivo. Também pode ajudar a neutralizar ácido estomacal.

MILK THISTLE

O Milk Thistle é um poderoso antioxidante e possui ação anti-inflamatória provavelmente um dos melhores suplementos tomar antes, durante e até depois da sua desintoxicação.

Existem muitos suplementos benéficos no mercado. Faço certifique-se de pesquisá-los completamente e levar aqueles que se encaixam você precisa do melhor.

6. COMO COMBATER A FOME

A fome parece ser uma das maiores lutas durante a desintoxicação, e não é apenas desejo físico.

As mudanças mentais que ocorrem quando mudar de alimentos tóxicos para saudáveis, pode ser difícil.

Como mencionado anteriormente, se você estiver realmente com fome, lanche com alto teor de gordura alimentos como nozes e legumes.

Se você está fisicamente saciado, mas se retira, seu estado mental para lutar contra os desejos, tente algumas das seguintes atividades para ajudar a afastar essa fome psicológica.

TOME UM BANHO

Delicie-se com um banho quente cercado por velas, música leve e relaxamento.

Pratique a atenção plena para ajudá-lo a entender exatamente o que tipo de fome que você está enfrentando. Isso o ajudará a identificar aponte a melhor maneira de enfrentá-lo.

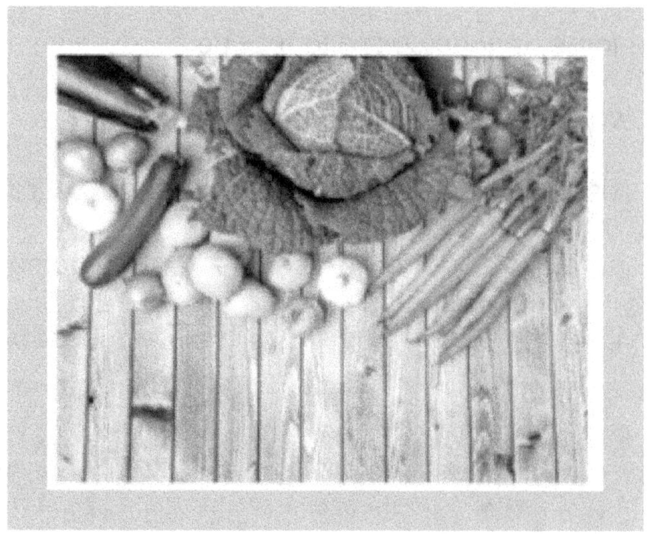

7. ORGANIZE O SEU AMBIENTE

Tente limpar e organizar sua casa para ajudar a reduzir a quantidade de ansiedade que você está experimentando.

RELAXE EM CASA

Normalmente, temos rotinas regulares como compras e atividades sociais com amigos.

Durante sua desintoxicação, tente ficar em casa e relaxar. Isso ajudará a mantê-lo longe de situações onde você pode ser tentado a comer alimentos não saudáveis ou ingerir álcool.

TENTE NÃO FUMAR

Fumar não apenas introduz milhares de toxinas no corpo, mas também aumenta a pressão arterial. Esse aumento da pressão arterial aumentará sua ansiedade.

Se você é fumante crônico, não é recomendável que você fume durante o processo de desintoxicação, mas tente reduza o máximo que puder.

O mais importante é entender seu corpo e mente e saiba o que você precisa para ajudar a superar o desejo sentimentos e ansiedade. Não vai durar para sempre.

8. MELHORES EXERCÍCIOS DE DESINTOXICAÇÃO

Enquanto você cuida da sua ingestão nutricional durante um limpar, você também deseja aumentar sua frequência cardíaca e introduzir alguma atividade física em sua rotina.

Trabalhar durante uma desintoxicação ajuda de várias maneiras. Estimula aumenta o fluxo linfático, ajuda na circulação, fortalece a circulação sistema respiratório e promove a transpiração, que libera toxinas.

Também melhora a funcionalidade dos rins, fígado e trato digestivo, que ajuda no processo de desintoxicação.

Lembre-se, porém, você provavelmente está ingerindo menos calorias desta vez, então não exagere. Você quer ter certeza de que estão continuamente ouvindo seu corpo e parando quando você se sente você atingiu seu limite.

O exercício também ajuda na sua clareza mental, o que pode ajudar a afastar desejos. Aqui estão alguns exercícios excelentes que você pode fazer durante sua desintoxicação. Estabeleça como objetivo aumentar sua frequência cardíaca.

- Yoga

- Meditação

- Salto ou rebote de baixo impacto

- Light Cárdico, como caminhada, caminhada ou intervalo rápido

- Danças. Cárdico de baixo impacto não precisa ser chato.

Esforce-se para malhar, mesmo no começo, quando estiver passando pela desintoxicação inicial das toxinas viciantes em seu corpo.

O exercício tem um efeito fantástico sobre a saúde mental. Além disso, suando às toxinas podem acelerar a retirada inicial.

9. A VERDADE SOBRE O JEJUM

O jejum se tornou uma maneira muito popular de desintoxicar e redefinir nossos corpos, especialmente antes de mudar a maneira como comemos.

Mas jejum não é novidade.

Sociedades em todo o mundo praticam o jejum por milhares anos. Alguns fazem isso por razões de saúde e outros por razões religiosas.

Independentemente do porquê, estudos mostraram que o jejum tem um forte efeito sobre o corpo.

Nem todos os desintoxicantes incluem comida. Alguns incluem uma mistura de jejum e comer saudável.

E outros baseiam o processo de desintoxicação unicamente em ter ingestão alimentar. Se o jejum é algo que lhe interessa, para fins de desintoxicação pode servir para você perfeitamente.

10.   TRÊS PRINCIPAIS TIPOS DE JEJUM

DE ÁGUA

Um jejum de água é exatamente o que parece. Isto é onde você consome água apenas por um período específico. Para os inexperientes, é recomendável que você comece com um período de 24 horas e trabalhar a partir daí.

SECAGEM RÁPIDA

A Secagem rápida é onde você não consome nada, nem mesmo água, por um período específico. Os novatos não devem fazer esse tipo de jejum por mais de 24 horas por vez. Sempre se certifique que você está bem hidratado antes de iniciá-lo.

JEJUM INTERMITENTE

O jejum intermitente tem sido muito estudado nos últimos anos. Demonstrou ajudar a reduzir significativamente a gordura corporal e aumentar a massa muscular. Esse jejum é feito escolhendo um específico período todos os dias que você tem permissão para comer. O resto de o dia, você não come.

Por exemplo, você pode escolher das 9h às 17h como sua janela de refeições. Todos os alimentos devem ser consumidos durante esse período e o restante do tempo, apenas água.

Existem muitos outros tipos de jejum por aí, incluindo mono jejum, jejum de água de coco e jejum de suco. Certifique-se de pesquisar os diferentes tipos de jejuns e acompanhar com o seu médico, ouça seu corpo com muito cuidado ao jejuar.

11.   DESINTOXICANTES NATURAIS

Se você olhar para a raiz do que é uma desintoxicação, descobrirá que é natural na natureza. Você está livrando seu corpo das toxinas e produtos químicos que adquiriu através da poluição, alimentos processados, e medicamentos de prescrição química.

Só faria sentido que, se você deseja escolher uma desintoxicação, escolhe um natural.

Existem muitos programas diferentes por aí divulgando uma pílula específica ou droga para ajudá-lo a desintoxicar.

Na realidade, a melhor maneira de se livrar do toxinas é fazer como seu corpo naturalmente deveria. Aqui estão os quatro desintoxicantes naturais mais populares.

DESINTOXICAÇÃO SIMPLES DE FRUTAS E LEGUMES

Durante essa desintoxicação, que geralmente dura cerca de sete dias, você consome apenas água, frutas frescas e orgânicas e vegetais tabelas. Todos os sucos de frutas devem ser extraídos da fruta através de um espremedor. Sucos comprados em lojas são geralmente carregados de aditivos e açúcares. Você pode comer seus legumes cozidos no vapor ou crus.

SMOOTHIES

Pense no Smoothie Classe como a fruta e vegetais, tudo em um copo.

Há uma infinidade de receitas na internet que ajuda os que estão no smoothie a limpar beba nutrientes e vitaminas específicos que o corpo precisa.

Felizmente, esse tipo de desintoxicação é barato e direto e tudo que você precisa é comida fresca e liquidificador!

SUCO DE LIMPEZA

O suco de limpeza é muito semelhante ao smoothie classe, exceto que em vez de misturar suas frutas e vegetais, você os está espremendo.

Você também pode encontrar alguns sucos pré-fabricados muito saudáveis, embora possam ser caros.

DESINTOXICAÇÃO DE AÇÚCAR

Algumas pessoas optam por tomar o processo de desintoxicação um passo de cada vez. Desintoxicar-se de açúcar refinado é credivelmente essencial e pode ser muito difícil de fazer.

Verificou-se que o açúcar branco tem as mesmas propriedades viciantes como algumas drogas. Se você pode desintoxicar e retirar os açúcares, a desintoxicação de corpo inteiro será muito mais fácil para você.

Qualquer que seja sua opção, pesquise o processo antecipadamente. E lembre-se, leva tempo para um corpo completamente desintoxicante, tente permanecer no sistema por pelo menos sete dias.

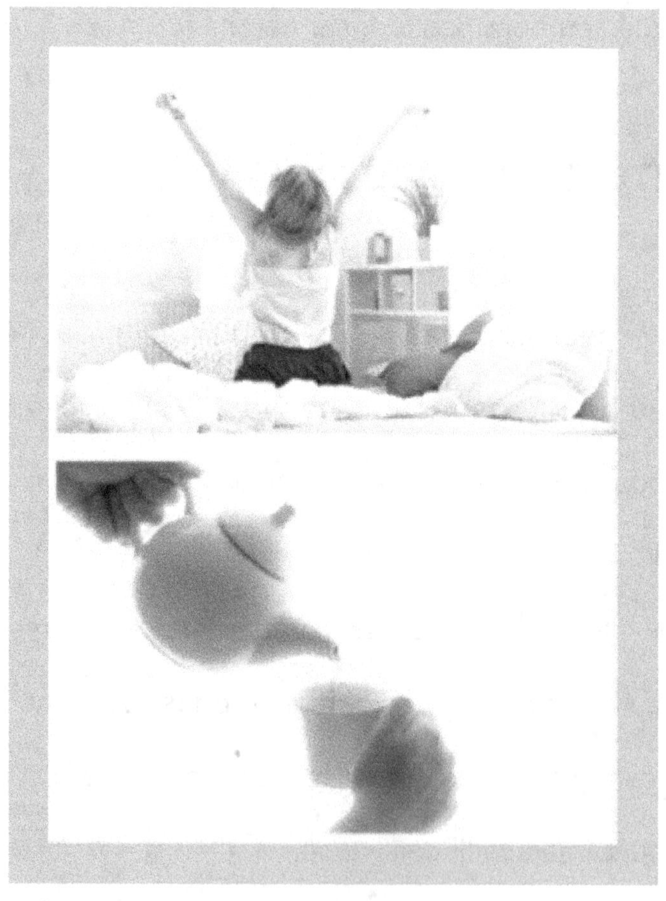

12.   MELHORES CHÁS DE DESINTOXICAÇÃO

Antes, durante e depois, os chás de desintoxicação podem ajudar a manter seu corpo livre de toxinas.

Existem tantos tipos diferentes no mercado hoje que é difícil mantê-los todos em linha reta. Você quer fazer certifique-se de que quando você escolhe um, ele é orgânico e sem açúcar.

Os chás também são ótimos maneiras de se manter hidratado durante a limpeza. *Estes são alguns dos melhores chás de desintoxicação do mercado:*

YOGI DETOX (CHÁ VERDE)

Os chás Yogi Detox são orgânicos e saudáveis. Eles vêm em várias incluindo pêssego e dente-de-leão. O chá de desintoxicação tem bardana e dente de leão, que ajudam a fortalecer o fígado e o zimbro para purificar os rins.

CAPITAL DEAS ORGANIC DETOX

O Capital Tea é cultivado e fabricado nos Estados Unidos. Deles chá de desintoxicação, se for de natureza muito complexa.

Começa com uma base de verde chá, o que ajuda a limpar. Capim-limão, casca de limão e óleo de limão são adicionados à mistura de chá.

Por último, manga, palha baga e hortelã infundem o chá de folhas soltas para ajudar o chá favorável e equilibrar os gostos cítricos fortes.

TEATOX DE 14 DIAS

Este chá foi feito especificamente para aqueles interessados em sofrer uma desintoxicação de chá. O chá inclui raiz de gengibre, sene, rooibos, guaraná, oolong, vitamina C, romã, limão e mel.

Este chá não é descafeinado. Tem um sabor forte e picante e ajuda a empurrar as toxinas do corpo. A folha de senna atua como um

laxante natural. Chás de desintoxicação podem ser úteis dentro e fora de uma limpeza. Encontre o que você como o melhor, mas certifique-se de não adicionar cremes e açúcares durante a sua limpeza.

13. DETOX COM SEGURANÇA

Você acabou de passar por uma jornada incrível com seu corpo.

Você ativou e ajudou seu corpo no processo de livrar das toxinas perigosas que carregava por aí.

No final de sua limpeza, você deve tomar medidas para facilitar

corpo de volta a uma rotina regular. Aproveite esse tempo para mudar sua hábitos alimentares. Em vez de voltar aos alimentos processados, passe para uma maneira mais completa de comer.

Se você passa de desintoxicante a refeições completas sem permitir que seu corpo para ajustar, você ficará doente. Tudo, desde náusea a diarreia, pode ocorrer. Portanto, é melhor voltar a entrar. Aqui estão alguns pontos: para ajudar nessa transição:

• No dia seguinte ao término da limpeza, coma principalmente vegetais, frutas e nozes.

Continue a beber água e reduza sua porção tamanho do seu tamanho antes da limpeza.

• Não inclua açúcares, café, trigo, alimentos processados ou laticínios.

• O segundo dia começa a introduzir amidos e grãos como arroz integral, nozes, feijão e azeite extra virgem ou coco.

• O terceiro dia é quando você pode reintroduzir laticínios, se quiser.

• O quarto dia é o dia da carne, aves e / ou peixe.

• Dia cinco, você poderá incorporar outras formas saudáveis alimentos e comece a normalizar seus hábitos alimentares.

O principal a tirar disso é que você deseja testar o que seu corpo pode suportar. Sempre ouça seu corpo. Verifique se você tem alguma dúvida efeitos colaterais adversos, entre em contato com seu médico imediatamente.

14. EQUIPAMENTOS PARA PROCESSAR

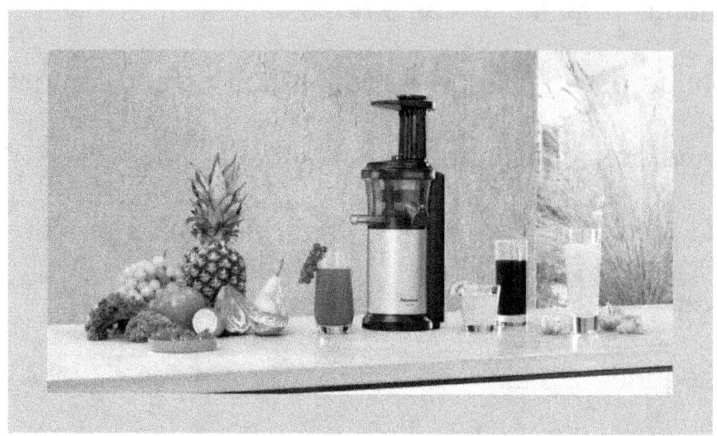

15. ESPREMEDORES CENTRÍFUGOS

Os espremedores centrífugos são provavelmente os espremedores mais comuns. Isso ocorre porque eles são normalmente mais baratos e fáceis de usar.

Este tipo de espremedor usa uma peneira giratória de alta velocidade com um disco de lâmina de aço inoxidável na parte inferior. Quando você solta o produto no topo da máquina, o disco giratório fragmenta todo o produto em uma polpa fina. Isso libera o suco e o empurra através da peneira.

A alta velocidade da força centrífuga cria muito ruído e tende a oxidar o suco mais do que um espremedor mastigador de movimento lento.

Este processo cria mais espuma e um tempo de armazenamento mais curto.

LIQUIDIFICADOR UNIQUE INOX 1.75 L 1800 W 110 V, SEMP TCL LI9018PT1, PRATA

1800W de potência Painel Digital Soft Touch Jarra em Tritan de 1, 75 litro (capacidade total) Aço Inox Tritura gelo sem nenhum risco de trincar. Jarra resistente a quedas e suporta temperaturas

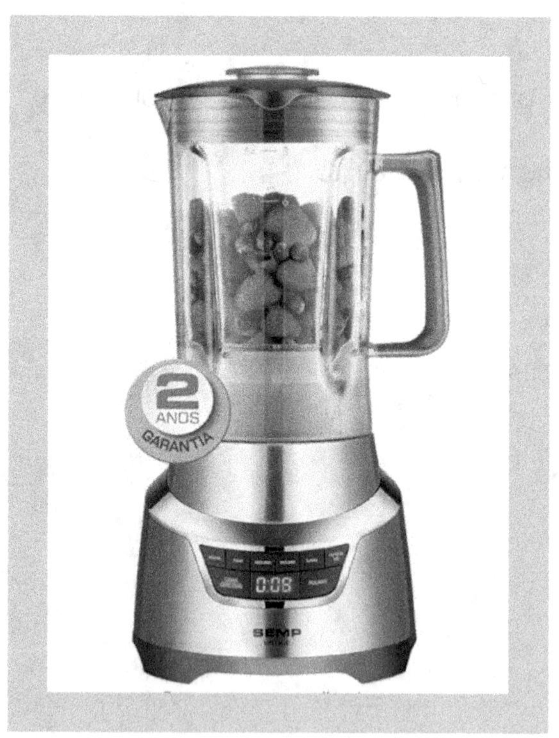

LINK >>> https://amzn.to/30TTq4A

www.livrosobresaude.com.br

LIQUIDIFICADOR NEW XPERT OSTER 1100W

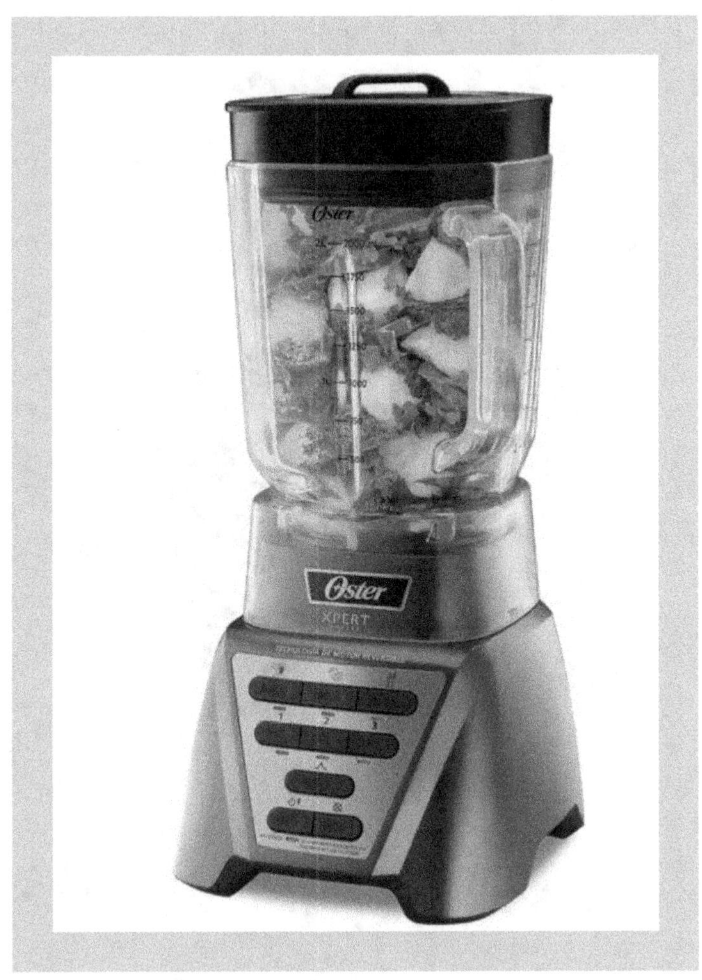

LINK >>>>> https://amzn.to/34KOxvC

CENTRIFUGA DE ALIMENTOS, JUICER 700, 400W,

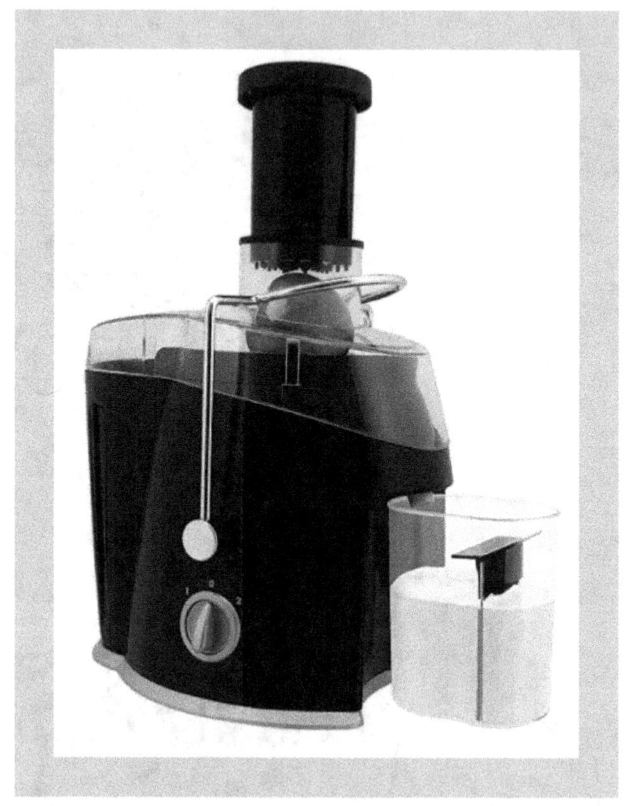

LINK >>>> https://amzn.to/34PzalA

CENTRIFUGA TURBO JUICER

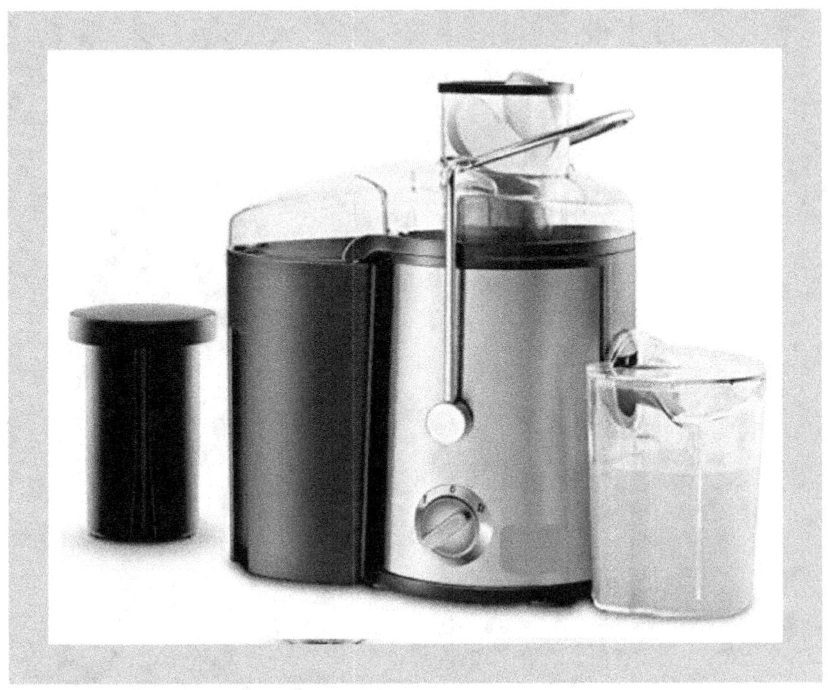

LINK >>>> https://amzn.to/3dh616P

SUPER LIQUIDIFICADOR E PROCESSADOR

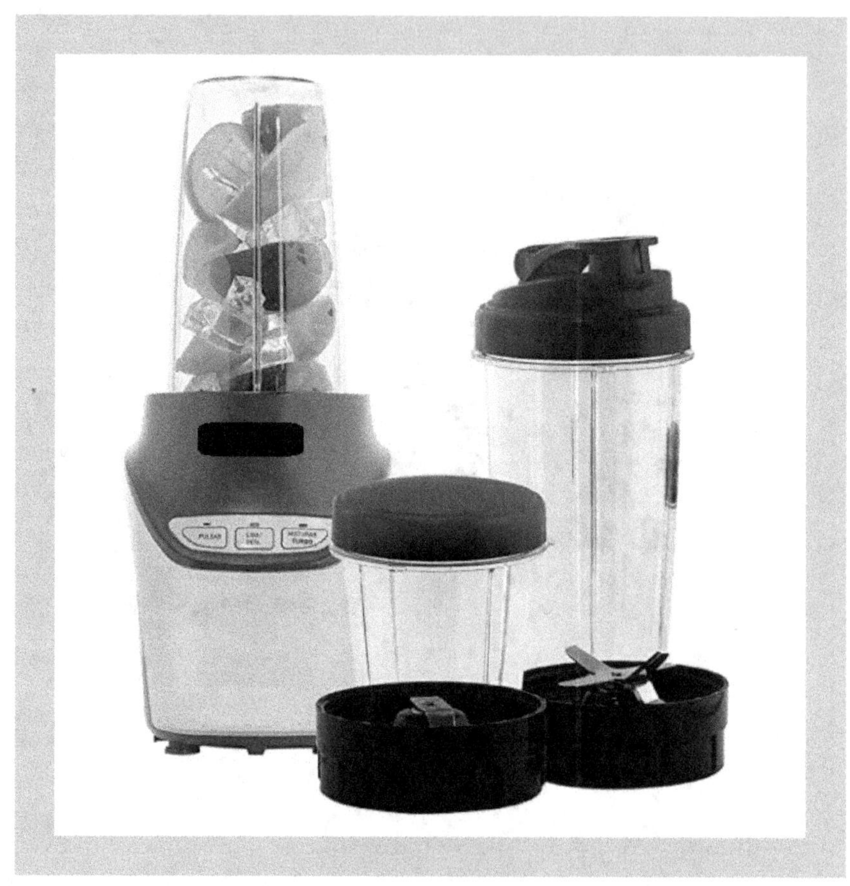

LINK >>>> https://amzn.to/33PMQ0P

www.livrosobresaude.com.br

LIQUIDIFICADOR, MULTIJARRAS

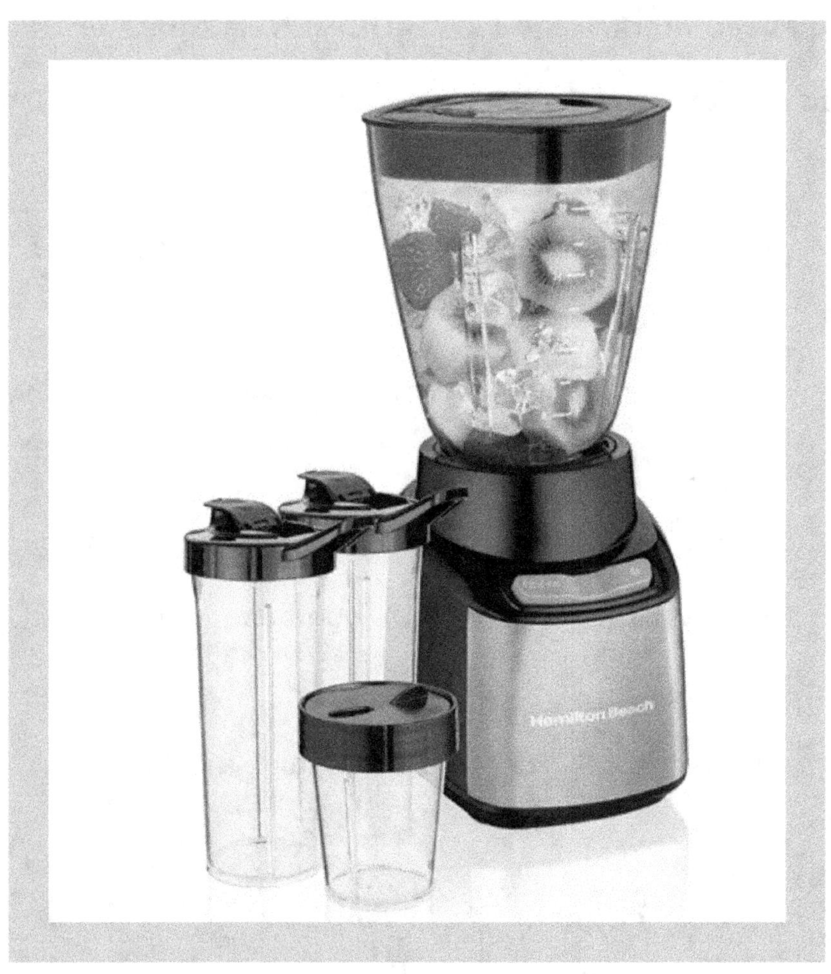

LINK >>>> https://amzn.to/36VIEi0

Livros RECOMENDADOS dedicado a fornecer receitas de sucos nutritivos e LINKS DE VENDAS para encontrá-los facilmente

10 DIAS DE DETOX: Um programa de desintoxicação

Você está tentando perder peso, mas nada está acontecendo?

Talvez você esteja cansado de todas as toxinas que estão no ar que você respira, na água que bebe e nos alimentos que ingere.

Nesse caso, você precisa fazer algo a respeito.

Link >>>> https://amzn.to/3dkBhSm

ÓLEO DE COCO: MANUAL COMPLETO

O óleo de coco, o guia completo de saúde natural!

Descubra os benefícios do óleo de coco para a saúde hoje!

Descubra como o óleo de coco pode curar doenças comuns, ajudá-lo a perder peso sem perder o sabor delicioso de seus alimentos favoritos e muito, muito mais!

O óleo de coco tem alta reputação por especialistas em saúde natural e médicos de uma ampla

Link >>>> https://amzn.to/3lvc5vc

16.   CONCLUSÃO

Decidir se submeter ao processo de desintoxicação ou limpeza é uma maneira de ajudar seu corpo a melhorar fisicamente e mentalmente.

Nós vamos lidar com tantas toxinas em nosso mundo que nossos corpos humanos.

Manter as toxinas do seu corpo pode ajudar a reduzir os sintomas da tristeza, problemas gastrointestinais, ansiedade, depressão e muitos mais.

Sua saúde e segurança é a coisa mais importante para manter em importar quando você está decidindo sobre um programa de desintoxicação, por isso é sempre melhor consultar o seu médico de família antes de começar.

Boa sorte com sua jornada de limpeza!

17.   SOBRE A AUTORA

Sabrina Vieira Borges, Pós Graduada em:

*Doenças Neurológica e reabilitação

*Obesidade: Sintomas, Tratamentos e causas

*Fatores de risco das doenças crônicas

*Impacto do excesso de gordura para a saúde

*Benefícios da nutrição e da atividade física

Tem consultório de Fisioterapia e Professora de Pilates a mais de 10 anos.

Atualmente tem se dedicado em escrever livros para ajudar pessoas comuns alcançarem seus objetivos sejam eles melhor saúde, encontrar seu corpo ideal e viver melhor.

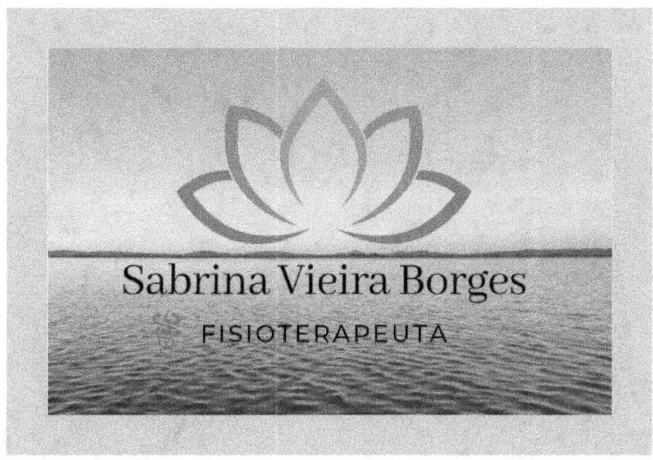

www.livrosobresaude.com.br

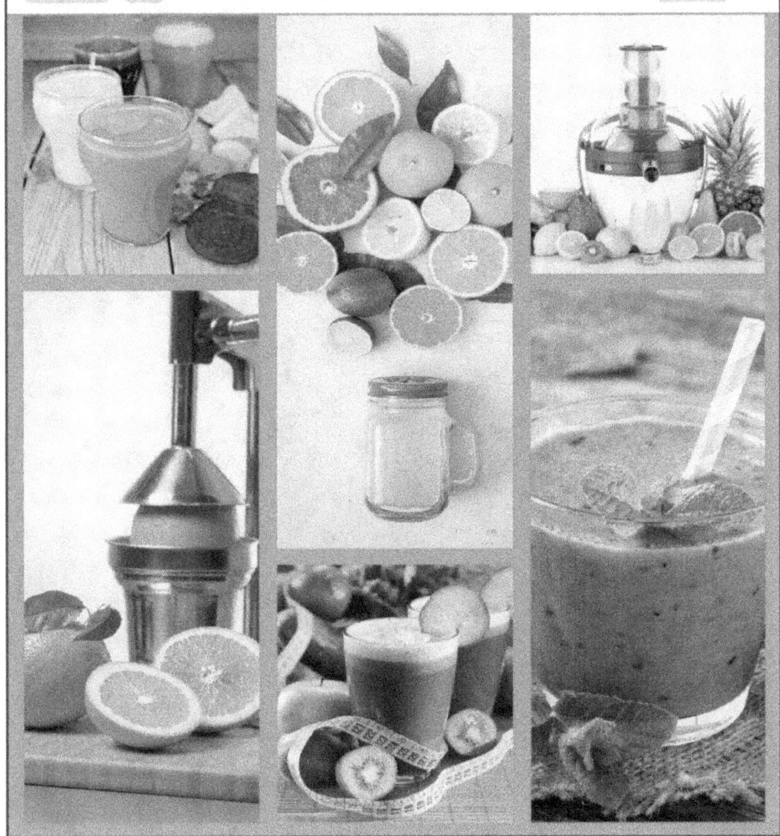

RECEITAS DE SUPLEMENTOS NATURAIS
SUCOS
Fonte de Vida